ge.

5

95

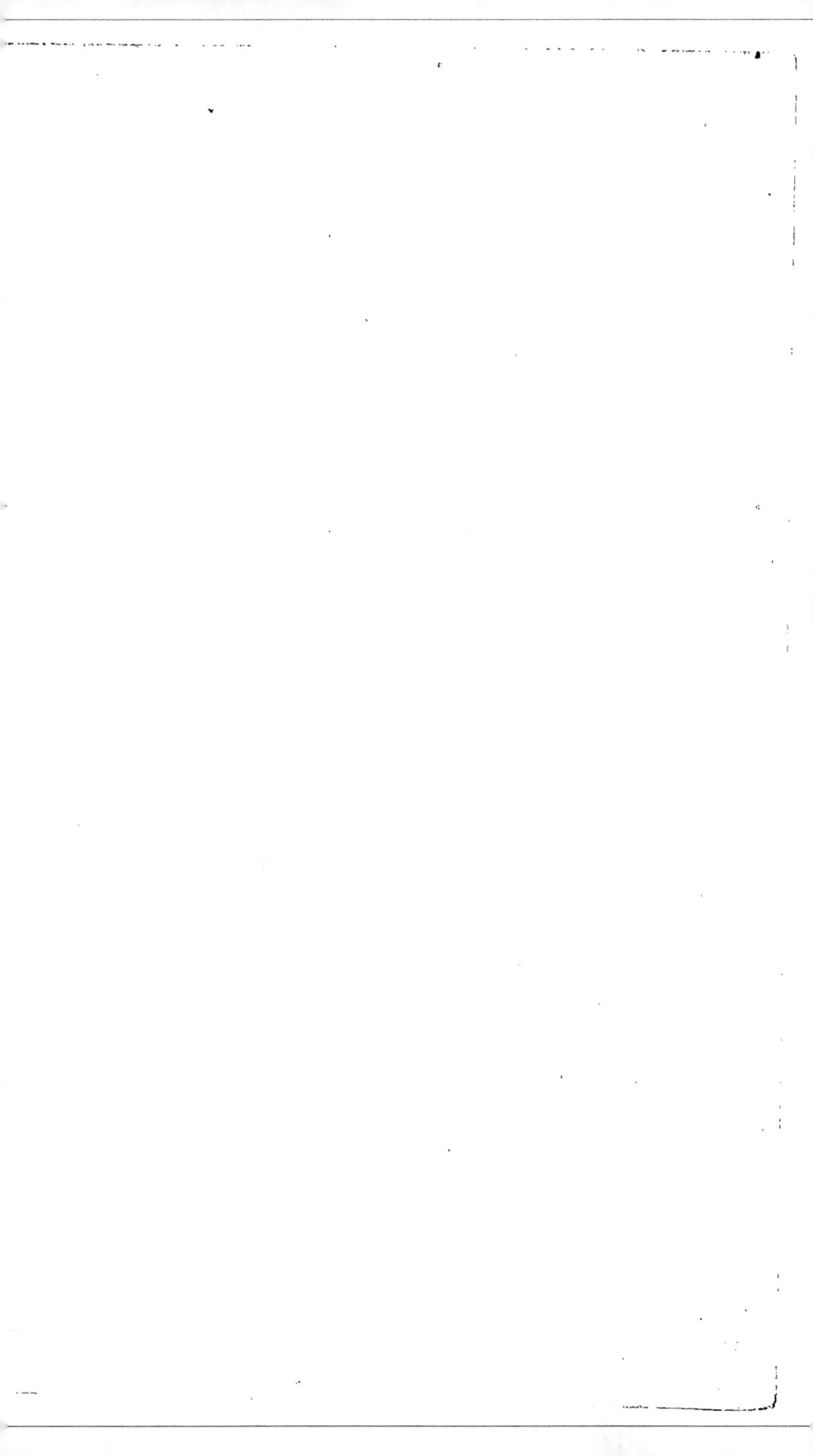

T⁵.105.

THÉORIE
DE LA VITALITÉ.

DÉCOMPOSITION

DE LA

DÉPOUILLE MORTELLE DE L'HOMME.

ITÉRATIVES ANNOTATIONS.

Par B. G. SAGE,

CHEVALIER DE L'ORDRE ROYAL DE SAINT-MICHEL,
DE L'ACADÉMIE ROYALE DES SCIENCES DE PARIS,
FONDATEUR ET DIRECTEUR
DE LA PREMIERE ÉCOLE DES MINES.

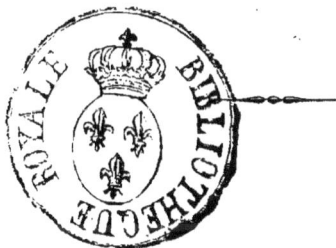

PARIS,

DE L'IMPRIMERIE DE J. DIDOT, L'AÎNÉ,

RUE DU PONT DE LODI, N° 6.

1823.

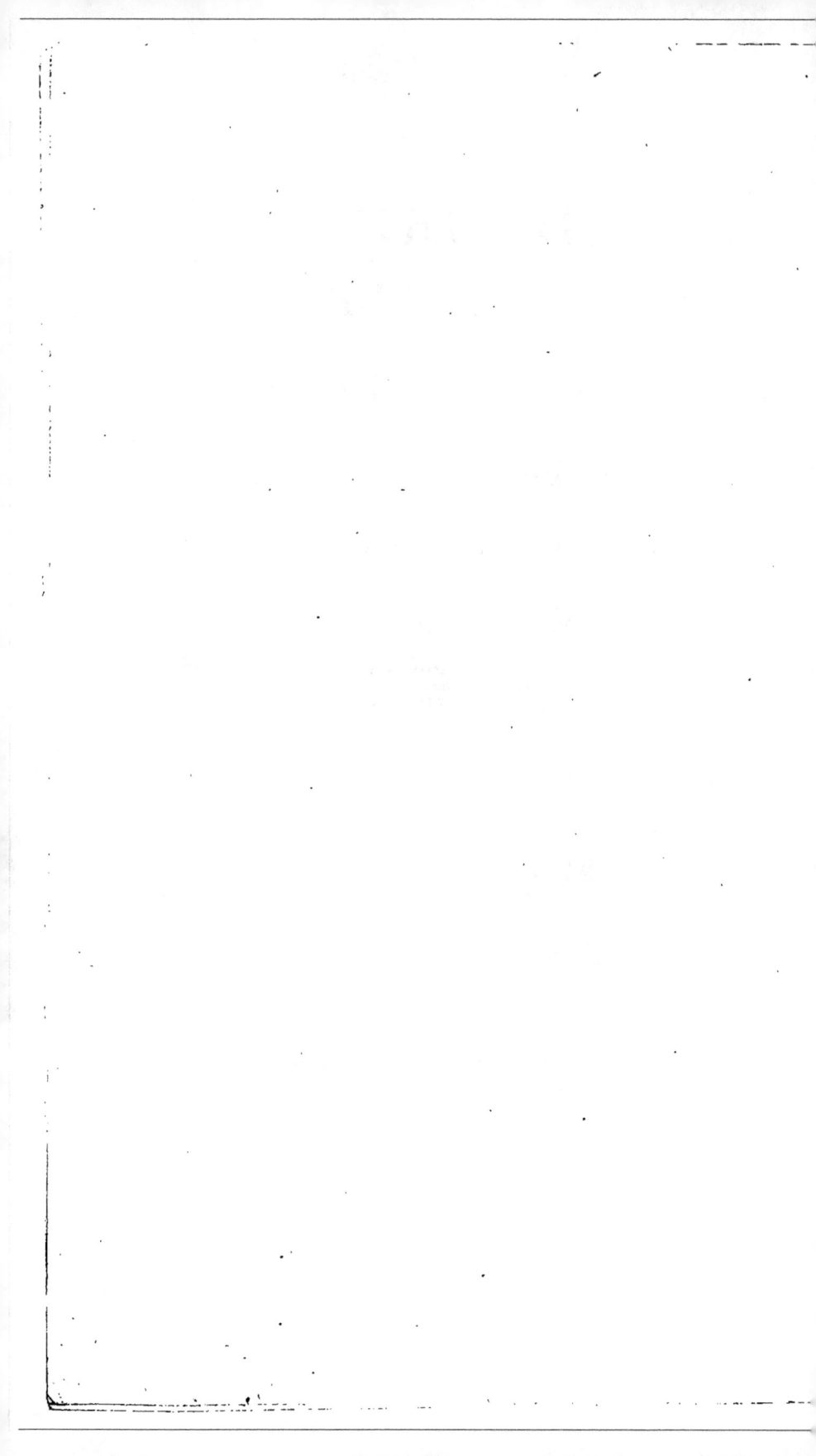

THÉORIE
DE LA VITALITÉ.

L'air que nous respirons est l'essence de la vie. Il est composé de deux espéces de gaz, dont l'un est vital, tandis que l'autre est délétère.

Dès que l'air est introduit dans le poumon, il le soulève. Cet effet est nommé *diastole.* L'air se décompose dans ce viscère par la pression qu'il y éprouve, pression nommée *sistole.* L'air rejeté par l'expiration se trouve décomposé; l'haleine qui en est le produit est aqueuse, mêlée d'acide méphitique, et de gaz délétère (1).

J'ai fait connaître que l'air se décomposait par la seule pression dans une pompe

---

(1) Nommé Azote par les néologues.

foulante, dont le corps est en cristal ; qu'il produisait une lumière rouge, un peu de gaz nébuleux, et une étincelle électrique pyroforique ; ces effets sont dus à l'acide ignifère combiné avec du phlogistique, lequel constitue les gaz qui forment l'air.

Ces gaz se décomposant par la pression du poumon, l'acide ignifère qui en résulte se modifie en gaz électrifiable, qui circule avec les fluides dans les vaisseaux sanguins et lymphatiques, d'où résulte de l'électricité, cause de la chaleur vitale.

Chaque aspiration introduit dans l'économie animale une grande quantité d'air, dont la décomposition est proportionnelle en électricité ; laquelle se trouvant en excès dans l'économie animale, elle en exude par les pores de la peau, et se manifeste d'une manière sensible dans l'obscurité, par des étincelles, dans les temps secs pendant l'hiver, lorsqu'on ôte sa chemise, ou qu'on tire ses bas. Dès que l'air ne s'introduit plus dans le poumon, la vie cesse.

L'air, comme je viens de l'exposer, modifié dans les poumons, est l'essence de la vie des animaux; mais ces corps organisés ne vivent, ne croissent pas par l'air seul, à l'aide de l'eau, comme les végétaux : ils sont obligés d'avoir recours à des aliments fournis à-la-fois par des substances végétales ou animales.

Dans l'homme, l'estomac est le premier digesteur. L'air qui s'y est décomposé produit le suc gastrique, qui est éminemment acide; lequel prévient l'alcalescence des aliments qui y éprouvent en outre dans ce viscère une grande division, par le mouvement péristaltique ou vermiculaire propre à l'estomac.

La salive (1) favorise la digestion des aliments, qui devient d'autant plus aisée

---

(1) La salive est fournie par des glandes qui sont dans l'intérieur de la bouche ; quoiqu'elle paraisse insipide, elle tient en dissolution du sel ammoniac phosphorique, dont on dégage de l'alcali volatil en le mélant avec un peu de potasse.

que leur mastication en a été plus longue.

Le mouvement péristaltique de l'estomac réduit en chyme (1) les aliments. Cette espèce de bouillie passe du pylore dans le duodenum, où elle éprouve une seconde élaboration qui la réduit en chyle, lequel passe à l'état d'une matière lactée qui donne naissance au sang et au fluide nerveux.

La digestion n'est à proprement parler que le produit de la fermentation des aliments, d'où résulte des gaz odorants qui diffèrent suivant les espèces d'animaux. Ils sont connus sous le nom de fumet, dont l'émanation qui reste sur la terre sert de trace aux chiens de chasse (2), et les dirigent vers le repaire des animaux.

Les ventosités qui affectent plus ou moins douloureusement, et avec bruit les intestins, sont nommés borborismes. Ils

---

(1) Chyme dérive du mot grec *cumos*, suc.

(2) Les nerfs olfactifs des chiens sont si sensibles, qu'ils retrouvent leur maître dans une assemblée nombreuse, en flairant la terre.

sont dus à du gaz inflammable, hépatique, d'une odeur plus ou moins fétide qui s'échappe avec bruit par l'anus, et porte le nom de pet(1) lorsqu'il produit des détonations successives et instantanées. Ce gaz prend feu à la lumière.

La ventosité qu'on nomme vesse n'est pas bruyante, mais puante.

Sanctorius, médecin de Padoue, a fait connaître qu'il s'exhalait par jour, du corps de l'homme, par la transpiration, sept ou huit livres de matière, fait vérifié par M. Dodart.

Lorsque les substances qui servent d'aliment ont fourni leur suc nutritif, leurs sédiments circulent dans les boyaux, et passent du rectum par l'anus.

Cette déjection alvine, jaune, fétide, et solide dans les bonnes digestions, nage

---

(1) La ventosité bruyante qu'on nomme pet paraît devoir sa détonation à la décomposition simultanée d'une portion d'air pur et de gaz inflammable, opérée par l'électricité animale.

à la surface de l'eau dans laquelle elle peut se délayer.

La matière stercorale doit sa couleur jaune à de la bile(1), et son odeur à un hépar dont le soufre se sublime à la voûte des latrines, sous forme de stalactite jaune citrine.

La gadoue est la matière fécale fermentée dans les latrines, d'où on la transporte dans des voiries, où elle se dessèche, et perd son odeur. Après l'avoir détachée en parallélipipèdes, on achève sa dessication sous des hangards; on finit par la passer au moulin. La terre végéto-animale qui en résulte est brune, inodore, et employée comme engrais, sous le nom de poudrette.

Plus les hommes sont carnivores, plus leur digestion est difficile, plus leurs maladies tendent à la putridité, plus leur déjection alvine est fétide; tandis que celle

---

(1) On doit une analyse exacte de la matière fécale à MM. Thaert et Enhof; ces chimistes, qui l'ont goûtée, y ont trouvé une saveur douceâtre et peu amère.

des animaux herbivores ne l'est pas. Le
crotin des chevaux, ainsi que le bousin des
vaches, en sont la preuve.

La sécrétion urinaire est le produit du
fluide aqueux, qui fait partie des aliments,
et de la décomposition des liqueurs aqueu-
ses et spiritueuses.

L'urine a une teinte jaune, est inodore,
à moins qu'elle n'ait reçu l'impression de
l'odeur qui s'exhale de la térébenthine;
alors elle sent la violette.

Quoique l'asperge ne manifeste aucune
odeur au goût, il s'en dégage par la digestion un principe qui rend l'urine très fétide.

L'urine tient entre autre en dissolution
des sels phosphoriques, et dépose quel-
quefois dans la vessie des graviers, dont la
réunion donne naissance aux pierres, qu'on
nomme bézoards, lorsqu'on les a trouvées
dans la vessie des animaux.

DÉCOMPOSITION

DE LA

DÉPOUILLE MORTELLE DE L'HOMME.

———

Lorsque l'homme est privé de la vie, les ossements qui composent son squelette, se trouvent encore couverts de la peau et des muscles(1) auxquels l'individu devoit sa forme.

Ces chairs se putréfient ou se modifient de la manière dont il va être parlé. Si le malade est mort d'une maladie inflammatoire, ses muscles se détruisent par la putréfaction, qu'on doit considérer comme l'extrême dissolution des corps qui se corrompent. Stahl dit « que c'est le dernier « état de division où les mixtes conservent

———

(1) La viande, nommée muscle par les anatomistes, est composée de vaisseaux réunis par de l'albumine.

« leur combinaison, et approchent le plus
« d'être des individus (1); » ce que j'ai con-
staté par des expériences.

C'est afin de prévenir, et de détruire le
préjugé que la vermification des viandes
est le produit des œufs déposés par des
mouches, que j'ai commencé les expériences subséquentes au commencement de
l'hiver.

Les appareils que j'ai décrits dans l'opus-
cule que j'ai publié l'année dernière, sur
la formation des vers par la putréfaction
des viandes, dans une chambre où le ther-
momètre indiquait dix-sept degrés de chaleur, m'a fait connoître que l'odeur fétide
qui s'en exhalait, était due à un gaz alcalin, mêlé d'air inflammable. La lumière
d'une bougie subsistait dans cette vapeur
putride, qui ne contenait pas de gaz hépatique, comme je m'en suis assuré en dépo-
sant, dans le même appareil, un verre de
montre, dans lequel j'avais mis de la dis-

---

(1) Voyez le mot putréfaction dans l'Encyclopédie.

solution de nitre mercuriel, qui a été précipité en blanc, tandis qu'il l'eût été en noir, si cette odeur puante eût contenu du gaz hépatique.

Lors de la décomposition putride des viandes, il s'en produit une dissolution partielle, qui équivaut au tiers de leur poids, et produit un fluide rougeâtre. C'est alors que le ver blanc commence à se manifester à la surface de la viande; et, dans l'espace de deux jours, il a acquis sa grandeur, qui est de sept lignes de long, sur deux de diamètre. Ce ver est nommé asticot par les pêcheurs à la ligne, qui en amorcent leurs hameçons.

La vitalité de l'asticot est d'un mois.

J'ai démontré que la dissolution putride des muscles était produite par du gaz inflammable. Ce gaz résout en un fluide rougeâtre une grenouille, insérée dans un flacon qui en était rempli; et dans l'espace de quelques jours, toute la partie musculaire de l'animal fut dissoute, il n'en resta que le squelette.

Lorsque les cadavres se putréfient, une partie de leur chair passe à l'état de fluide rougeâtre, dans lequel se trouve le squelette.

Le gaz inflammable est phosphorescent; il se dégage aussi de ce gaz de la vase et des marais, sous forme de jet lumineux, que le peuple nomme esprit follet. Cette émanation des marais agit sur les corps vivants, et son effet est bien sensible sur les pêcheurs qui habitent leur voisinage ; leur figure est livide et verdâtre, leurs jambes sont enflées et ulcérées; plusieurs sont attaqués d'hydropisie. C'est sur-tout dans les mois de septembre et octobre que les émanations des marais Pontins sont plus redoutables dans Rome même, où elles procurent des fièvres.

M. Charles, célèbre physicien, a fait usage le premier de l'air inflammable pour servir de véhicule aux aérostats. Il employa, pour former un ballon imperméable, du taffetas enduit de résine élastique. Ce globe avoit vingt-six pieds de diamètre, et contenait neuf mille deux cents pieds cubes, ou trois cent trente-un mille deux cents pintes d'air inflammable, douze fois plus léger que l'air atmosphérique. La nacelle qui était suspendue à cet aérostat était en osier, et pouvait recevoir deux hommes : un pareil aérostat pouvait soutenir en l'air plus de trois cents livres.

MM. Charles et Robert s'embarquèrent dans la nacelle, aux Tuileries le vingt-un novembre 1783, à une heure quarante minutes, par un vent d'est, avec une légèreté spécifique de vingt livres; ils s'élevèrent environ à deux cent cinquante toises, le baromètre ne baissa que de deux pouces.

L'aérostat continua sa route horizontalement jusqu'à trois heures trois quarts, temps où nos aéronautes mirent pied à terre dans la prairie de Neste, près d'Hédouville, située à neuf lieues du point de leur départ.

M. Charles remonta seul, à quatre heures un quart, dans la nacelle aérostatique, avec une légèreté spécifique évaluée cent

vingt livres, qui représente le poids de
M. Robert. L'ascension de M. Charles fut
si rapide, qu'en dix minutes, il parvint à
la hauteur de dix-sept cents toises ; le baromètre, qui marquait à terre vingt-huit
pouces quatre lignes, descendit à dix-huit
pouces dix lignes. De son côté, le thermo-
mètre, qui marquait à terre dix-sept degrés et demi au-dessus de zéro, descendit
dans cet intervalle à cinq degrés au-des-
sous du terme de la glace ; de sorte qu'en
dix minutes, il y eut douze degrés de va-
riation. Ayant concouru au succès de cette
aérostation, j'en ai rendu un compte dé-
taillé dans le premier volume de mes analyses chimiques., page 51.

La putréfaction des animaux est d'autant plus prompte que les climats sont
plus chauds, et les émanations putrides
plus exaltées, et d'autant plus pernicieu-
ses ; ce qui a déterminé les Indiens au brû-
lement de leurs morts ; crémation (1) qui a

_____

(1) Mot dérivé de *cremare*, qui signifie brûler.

été aussi usitée chez les Grecs et les Romains.

Les corps organisés, qui entrent en putréfacion, répandent une odeur fétide, dont les miasmes vicient l'atmosphère, au point d'engendrer la peste. J'ai fait connaître dans plusieurs dissertations que j'ai publiées, que l'eau des mers tenait en dissolution un gaz alcalin, oléaginé, caustique, inodore, qui se volatilisait avec l'eau qu'on retirait de la distillation de l'eau de mer, et que son usage occasionait des obstructions, des tumeurs squirreuses; ce qui détermina le parlement d'Angleterre à supprimer les patentes qui avaient été accordées en 1683, à la compagnie Fitz-Gérald; patentes qui l'autorisaient à faire établir dans les vaisseaux de la marine anglaise des alembics pour distiller l'eau de mer.

Si ce fait eût été connu de la bureaucratie de la marine française, elle ne se serait pas compromise en soutenant que l'eau de mer distillée était salubre. J'ai fait connaître depuis, dans une dissertation que j'ai imprimée, qu'on détruisait le gaz alcalin, oléaginé, caustique, neptunien, en mettant un peu d'acide vitriolique dans la cucurbite où on distillait l'eau de mer; et qu'alors celle qu'on obtenait, était égale en pureté à l'eau distillée.

Ayant fait hommage à sa majesté le roi de Prusse de mon Analyse de l'eau de mer, ce prince m'a fait l'honneur de m'écrire la lettre suivante :

« J'ai reçu, monsieur, la brochure que « vous m'avez adressée, et ai ordonné « qu'elle soit communiquée à mon acadé- « mie des sciences.

« La découverte dont vous y rendez « compte, ferait honneur à un savant qui « n'aurait pas d'autre titre à la reconnais- « sance publique; elle prouve que vous « ne cessez de vous occuper des travaux « qui ont illustré votre longue carriere, et « parmi lesquels la fondation de l'école

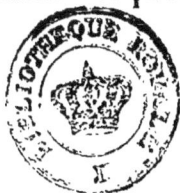

« royale des Mines suffit seule pour immor-
« taliser votre nom. »

FRÉDÉRIC-GUILLAUME.

Paris, ce 20 août 1817.

L'intérieur de la terre où l'on exploite
les mines offre souvent des vapeurs mor-
telles, lesquelles sont connues sous le nom
de moufètes; les unes sont dues à du gaz
inflammable, les autres éteignent la lumière; propriété qui est due à du gaz acide
méphitique, produit par la décomposition
de l'air, par la respiration des mineurs, et
la lumière de leur lampe.

Jusqu'en 1777, on avait désigné par le
mot air fixe, l'acide inodore et délétère,
qui se dégage de la fermentation vineuse,
ainsi que celui qui se produit par la décomposition de l'air dans lequel on a opéré
l'ustion du charbon ou de la braise.

L'empereur d'Autriche Joseph II, étant
venu à une séance de l'académie des scien-

ces de Paris, Lavoisier(1), voulant faire
connaître le méphitisme de l'air fixe, mit
un oiseau dans un bocal qu'il remplit de
ce gaz acide méphitique; aussitôt l'oiseau
ouvrit son large bec, et tomba sur le côté.

Lavoisier le remit pour mort dans les
mains du prince, que je priai de me le faire
passer. Il me répliqua, Mais il est mort! je
lui répondis, Pour moi, je ne le crois qu'en
asphyxie, qui n'est qu'un état de mort ap-
parente, dans lequel il n'y a plus de respiration, plus de mouvement, plus de senti-
ment; de sorte que les scarifications ne
produisent aucun effet sur les asphyxiés,
qui passeraient à une mort réelle, si on
n'avait pas recours à l'alkali volatil fluor,
qui attire l'air fixe qui se trouve dans le
poumon; lequel acide méphitique, étant
plus pesant que l'air atmosphérique, em-
pêchait qu'il ne pénétrât dans le poumon.

---

(1) Ce savant, aussi estimé qu'estimable, avait le
malheur d'être fermier général, ce qui a été cause de
sa mort sous la hache des révolutionnaires.

Ayant mis deux gouttes de cet alkalj dans le creux de ma main gauche, j'y présentai le bec de l'oiseau; aussitôt il reprit mouvement, je le déposai sur la table, il s'envola, et partit à tire-d'aile par la fenêtre, que l'empereur avoit fait ouvrir.

Ce prince m'étant venu voir le lendemain, me témoigna le plaisir qu'il avait eu à voir une expérience aussi importante pour l'humanité. Lui ayant cité que j'avais rappelé à la vie des hommes asphyxiés par le charbon, par la fulmination, et par la submersion, en mettant dans leurs narines des mèches de papier, dont l'extrémité était imbue d'alkali volatil fluor, l'empereur m'engagea à publier mes expériences relativement à l'asphyxie (1); ce dont je m'occupai aussitôt.

Si la mort n'a pas été produite par une maladie inflammatoire, les muscles du ca-

_____

(1) Dès que cet ouvrage fut connu, il fut traduit en toutes les langues.

davre, loin de se putréfier, se saponifient, comme l'a observé le docteur Thouret, qui a reconnu que les muscles et la cervelle des cadavres qui avaient été ensevelis dans la terre pendant cinq années, se convertissaient en un savon à base d'alkali volatil, dont la couleur était grisâtre, et la consistance un peu molle, et qu'alors ce savon, nommé gras par les fossoyeurs, est soluble dans l'eau ; mais il cesse de l'être en se desséchant, et devient blanc et solide.

Les cadavres ainsi saponifiés conservent leur forme, et ne sont qu'un peu aplatis; leur couleur est d'un blanc mat.

La conversion des muscles des cadavres en un savon à base d'alkali volatil est un effet physique des plus remarquables. Cette modification des muscles et des graisses des animaux est d'autant plus singulière, qu'ils se trouvent à l'état de résine soluble dans l'alcohol, qui reste incolore et sans odeur, et dont on précipite cette résine blanche en étendant d'eau sa dissolution.

Cette résine animale, que je conserve depuis quarante ans, est blanche, opaque, inodore, et friable; elle a l'onctuosité du savon, sans en avoir les propriétés.

ITÉRATIVES

ANNOTATIONS

DE B. G. SAGE

SUR LES PERSONNAGES

QUI L'ONT DÉPOUILLÉ DE SA FORTUNE.

———

Étant parvenu à l'âge de quatre-vingt-trois ans, et touchant aux limites de la vie, que j'ai été assez heureux d'avoir consacrée à servir utilement mon pays, je me rappelle qu'après avoir lu, il y a plus de soixante ans, dans la balance du commerce, que la France était alors annuellement tributaire de trente-sept millions pour les matières minérales et métalliques qu'elle tirait de l'étranger, quoiqu'elle les renfermât pour la plus grande partie dans son sein, j'estimai dès-lors qu'on pourrait affranchir la France de ce tribut en y naturalisant la minéralogie et la docimasie,

qui sont les bases fondamentales de la
métallurgie. Attachant de la gloire à per-
pétuer en France ces connaissances, je me
suis entièrement livré à la chimie métal-
lurgique.

Les bienfaits de Louis XV m'ont fourni
le moyen d'ouvrir des cours publics et
gratuits relatifs à ces sciences, dans lesquels j'opérais l'analyse des substances minérales.

Dès l'âge de vingt-un ans je fis hommage
de mes découvertes à l'Académie royale
des sciences de Paris, qui les fit imprimer
dans ses Mémoires, et me fit l'honneur de
m'admettre, à l'âge de vingt-huit ans, pour
remplir la place vacante par la mort de
Rouelle, mon maître en chimie.

J'ai fait pendant vingt années des cours
publics et gratuits. Le nombre des auditeurs ayant successivement augmenté,
ainsi que ma collection de minéraux, je
fus obligé de quitter la maison paternelle,
pour louer, dans l'hôtel de Bréan, cinq
pièces de plain-pied : je déposai ma biblio-

thèque dans la première; et dans la galerie qui la suivait, des armoires vitrées, dans lesquelles je distribuai les nombreux minéraux que j'avais déja rassemblés; la troisième pièce formait mon cabinet d'étude, orné de dessins relatifs à la métallurgie. Ce cabinet était terminé par un laboratoire, avec des armoires où étaient déposées les analyses.

Ayant adressé au ministre de l'intérieur, en 1778, un mémoire dans lequel j'indiquais que, pour fixer en France la chimie docimastique, il fallait créer une chaire où l'on enseignerait cette science, je fus désigné pour la remplir.

Le local que j'avais loué n'étant plus assez grand pour contenir ma collection de minéraux, ni les nombreux auditeurs qui suivaient mes cours, le gouvernement m'établit dans le vaste salon de la Monnaie, où je déposai ma collection de minéraux, et où il fit construire une hotte de cheminée, sous laquelle furent déposés les fourneaux.

Quoiqu'il se fût formé dans mon école
des hommes distingués par leur mérite,
tels que les Romé-Delisle, les Demeste,
les Chaptal, etc., cependant je n'avais pas
rempli le but que je m'étais proposé, qui
était de former des ingénieurs propres à
diriger les travaux des mines. C'est ce qui
me détermina à présenter un mémoire à
Sa Majesté Louis XVI, dans lequel je lui
exposais la nécessité d'instituer une école
des mines, et douze élèves salariés qui
seraient instruits dans les sciences propres
à constituer de bons ingénieurs des mines.
Sa Majesté m'ayant nommé directeur de
cette école, formée de sujets distingués par
leur zèle, elle ne tarda pas à fleurir : elle
était alors si reconnaissante, qu'elle fit faire
mon buste en bronze, et inscrire sur le
cippe : *Discipulorum pignus amoris.*

Pour témoigner ma gratitude à Louis
XVI, et élever un monument qui fera
connaître la faveur qu'il accordait aux
sciences, j'engageai M. Antoine, célèbre
architecte, à métamorphoser mon rustique

laboratoire en un édifice monumental,
dont je remis le dessin à M. de Calonne,
ministre des finances, ami des arts. Il le
présenta à Sa Majesté, qui eut la bonté de
l'agréer, et de se rappeler que je lui avais
fait retirer quatre cent quarante mille
francs de vieilles dorures, dont on n'avait
offert que soixante mille francs. Ce prince
dit à M. de Calonne : Il faut donner à
M. Sage une gratification proportionnée.
Ce ministre m'ayant appris cette agréable
nouvelle, je lui répondis qu'attachant plus
de prix à la gloire qu'à l'argent, je deman-
dais que le Roi me permît de consacrer le
bienfait qu'il me destinait à faire commen-
cer ce monument.

Sa Majesté ordonna à M. de Calonne de
fournir les fonds nécessaires pour exécuter
ce plan : ils s'élevèrent à cent dix mille
francs.

Attachant de l'honneur et de la gloire à
parachever un pareil établissement, j'y ai
consacré plus de cent mille francs que j'ai
retirés de la vente de ma bibliothèque et
d'une métairie.

N'ayant plus de place pour déposer les minéraux qui constituent la collection que j'ai été soixante années à former à mes frais, et dont les analyses sont déposées dans un cabinet, j'obtins, en 1797, du directoire exécutif, un local dans lequel j'ai ouvert trois galeries supplémentaires, que j'ai décorées d'armoires vitrées qui renferment des minéraux et divers modèles.

J'ai en outre enrichi ces cabinets de magnifiques tables de granit, de porphyre, de laves, et de marbres antiques, sur lesquelles sont posés des vases en ophite, en granit, et d'autres vases en albâtre gypseux, ornés de bronze doré.

J'ai été assez heureux pour me procurer un buste en marbre de Louis XVI, fait par le célèbre Houdon : je l'ai placé sur la porte d'entrée, où il est couronné par deux muses de grandeur naturelle, dont l'une tient un livre, et l'autre la couronne qu'il a si bien méritée par ses vertus et sa bienfaisance.

Louis XVIII m'ayant aussi honoré d'une protection spéciale, en me désignant spontanément de l'ordre royal de Saint-Michel, je me suis fait un devoir de placer son buste en regard de celui de Louis XVI.

La révolution m'a fait connaître qu'il y avait parmi mes élèves de forcenés patriotes. Trois d'entre eux m'ayant montré une insubordination intolérable, je leur signifiai que mon école leur serait désormais fermée. J'ignorais qu'ils étaient étayés par des membres du comité de *mortalité publique*, qui leur conféra le titre d'agents des mines, et leur assigna les hôtels de Talleyrand-Périgord et de Noailles-Mouchy, pour y établir une école révolutionnaire des mines, laquelle nomma, pour me remplacer, les citoyens Haüy et Vauquelin.

Dans le même temps, un mandat d'arrêt fut lancé contre moi : je fus précipité et détenu dans un cachot infect, où j'ai commencé à perdre la vue.

Un ordre du comité dit *de salut public* portait en outre qu'on s'emparerait de mon cabinet, pour le transférer dans les hôtels de l'agence des mines, connus alors sous le nom de Maison d'instruction pour les mines de la république; voulant faire oublier que la première école des mines avait été fondée par Louis XVI, à ma sollicitation.

Cette école était devenue trop florissante sous ma direction, et trop remarquable par le monument que j'avais élevé à l'aide de la munificence de Louis XVI, pour que sa destruction ne fût pas concertée par des Vandales tels que nos zélés patriotes.

M. Le Brun, maintenant duc de Plaisance, étant en 1790 président du comité des finances de l'assemblée constituante, détermina cet aréopage à lancer un décret par lequel il m'était enjoint de transférer mon cabinet à l'école royale des mines au Jardin des plantes. On me notifia par ce même décret que je ne jouirais plus des deux mille francs de traitement annexés à ma chaire de docimasie, créée en 1778. Ce sénat républicain m'a donc fait tort de soixante-six mille francs.

Buffon m'envoya de son vivant M. de Lacépède, qui n'était alors que garde du cabinet du Jardin des plantes, me proposer de réunir ma collection à la sienne, et d'y transférer mon école, ce qui, disait-il, tournerait à mon avantage. Je lui répondis : *Timeo Danaos et dona ferentes.* Dites à Buffon que je ne partagerai avec qui que ce soit l'honneur et la gloire d'avoir fondé un établissement utile qui manquait à la France.

En 1793, l'agence des mines m'a privé de six mille francs de traitement de ma place de commissaire pour les essais.

En 1797, le directoire exécutif, indigné de la manière dont j'avais été dépouillé de ma fortune, me restitua six mille francs de traitement porté sur les ponts et chaussées, dont les élèves suivaient mes leçons depuis plus de vingt années.

J'étais réservé, comme le fait suivant le prouve, à être maltraité par mes élèves,

quoique je lcur eusse rendu des services
essentiels, sur-tout à Chaptal, auquel, au
sortir de mon école, je concourus à faire
obtenir à Montpellier une chaire de chimie, au traitement de six mille francs.

La vague révolutionnaire ayant élevé
Chaptal jusqu'au ministère de l'intérieur,
sous le règne de l'usurpateur, il lui proposa, dans le budget de son ministère,
une économie de sept cent cinquante mille
francs, dans laquelle il comprit les six
mille francs qui m'avaient été restitués par
le directoire exécutif. Ayant été trouver
Chaptal, pour m'informer de ce qui l'avait
déterminé à la suppression qu'il me faisait
éprouver, il me répondit qu'il y avait été
contraint, et qu'il me *conseillait* de faire le
mort.

Lorsqu'on proposa au conseil de Bona-
parte une nouvelle organisation du corps
des mines, on lisait dans le rapport fait
par M. Regnault de Saint-Jean-d'Angély
ce qui suit :

« Le conseil des mines profita des tra-

« vaux de M. Sage, ce Nestor de la métal-
« lurgie, fondateur de la première école
« des mines. Des élèves y furent formés en
« assez grand nombre, et par leur moyen
« l'administration porta les lumières et la
« surveillance sur cette partie trop long-
« temps négligée. »

L'intrigue ayant fait désigner M. de Laumond, ex-préfet de Versailles, pour remplir
ma place de directeur des mines, quoiqu'il
n'eût aucune connaissance dans cette partie, il forma l'état du corps des employés,
dans lequel il ne me comprit pas. Il m'a
fait tort, dans le même temps, de six mille
francs, qui m'avaient été accordés par le
ministre de l'intérieur pour m'aider à imprimer mes Institutions de physique et de
minéralogie : cependant il avait alors de
disponible entre ses mains huit cent quarante mille francs, produit des redevances
sur les mines, dont il fit hommage à l'u-
surpateur.

En 1814, le ministère, qui connaissait
les pertes que j'avais éprouvées, ajouta

3

mille écus à mon traitement, pour me mettre à portée de remplir les engagemements que j'avais contractés pour terminer le musée des mines à la Monnaie.

En 1815, M. de Vaublanc, ministre de l'intérieur, m'écrivit que c'était avec *regret* qu'il m'annonçait que je ne jouirais pas des mille écus qui m'avoient été accordés.

Comment peut-on avoir du regret, et ne pas obliger quelqu'un qu'on sait avoir été dépouillé de sa fortune par la malveillance?

En 1782, je cédai à l'État une portion de ce qui composait alors mon cabinet, moyennant cinq mille francs de rente viagère, rente qui fut réduite au tiers en 1796.

Croyant intéresser les ministres et ceux à qui est départi le pouvoir, je leur ai adressé, dans l'espace de douze ans, plus de vingt réclamations, dans l'espoir qu'ils prendraient part à ma position, éprouvant des besoins par la spoliation de ma fortune, qui consistait en vingt-quatre mille francs,

traitement des places que je remplissais;
mais on n'a porté aucune attention à mes
itératives réclamations.

Je suis aveugle, infirme, et parvenu à
l'âge de quatre-vingt-trois ans; j'ai été
utile par plus de soixante années de professorat, par la fondation d'un établissement qui manquait à la France, et par l'é-
rection d'un des beaux monuments de
l'Europe, le musée des mines à la Monnaie, renfermant la belle collection qui a
servi la première à l'instruction publique.

Ayant mis sous les yeux de M. Becquey,
directeur des mines, et successeur de M. de
Laumond, tout ce que je viens d'exposer,
en le priant de réparer le tort qui m'a été
fait par son prédécesseur, il n'a pas daigné
me faire réponse; ce qui n'aurait pas man-
qué d'être, s'il eût écouté le cri de sa conscience. Heureusement qu'il existe encore
aujourd'hui des hommes en place qui con-
naissent le pouvoir du *Dic tamen* (1); ce qui
me fait espérer justice de leur équité.

_____

(1) Dictamen, cri de la conscience.

En effet, comment ne peut-on pas rendre justice à celui qui est trois fois émérite, puisqu'il peut citer plus de soixante années de professorat, la création d'un établissement utile qui manquait à la France, et l'érection d'un monument unique.

On a donc usé d'inhumanité en privant ce même homme de sa fortune, dans le temps où elle lui était le plùs nécessaire, étant privé de la vue, et détenu par une cuisse cassée; son grand âge, et les ouvrages qu'il a publiés, et dont il expose les titres dans la table ci-jointe, sont généralement connus.

LISTE

Des ouvrages que j'ai publiés pendant l'espace de soixante années que j'ai fait des cours publics de minéralogie et de docimasie.

J'ai employé dans ces ouvrages le technique des hommes célèbres qui ont posé les fondements des sciences que j'y traite, le regardant comme un fonds public et sacré qu'on devait respecter; mais les novateurs révolutionnaires ont formé un néologisme insignifiant et sans euphonie, qui s'est propagé avec la célérité d'une contagion, parcequ'on adopte des erreurs sans réflexion et comme par instinct. Ce néologisme s'est si multiplié qu'il offre aujourd'hui une vraie logomachie.

Je sais que nos novateurs me savent mauvais gré de ne m'être pas rangé sous leurs drapeaux; mais j'ai mieux aimé être utile par mes travaux.

1769. Examen chimique. 1 vol. in-8.
1772. Éléments de minéralogie. 1 vol. in-8.
1773. Mémoires de chimie. 1 vol. in-8.
1776. Analyse des blés. In-8.

1778. Mémoire sur les effets de l'alcali volatil fluor. In-8.

1780. Art d'essayer l'or et l'argent.

1784. Description du cabinet royal des mines à la Monnaie. 1 vol. in-8.

1786. Analyse chimique et concordance des trois règnes. 3 vol. in-8.

1787. Supplément à la description du cabinet des mines. 1 vol. in-8.

1802. De la terre végétale et des engrais.

1807. Recherches sur le voltaïsme.

1807. Description d'objets d'arts.

1808. Observations sur les paratonnerres.

1808. Conjectures sur le voltaïsme.

1808. Des mortiers ou ciments.

1809. *Idem* avec additions.

1809. Expériences sur la chaux vive.

1809. Observations sur l'emploi du zinc.

1809. Propriétés de l'électricité.

1809. Origine des montagnes.

1810. Marmorillo.

1810. Contagion nomenclative.

1811. Moyens de remédier aux poisons. 1 v. in-8.

1811. Institutions de physique. 3 vol. in-8.

1812. Supplément aux Institutions de physique. 1 vol. in-8.

1813. Opuscules de physique.

1813. Exposé de mes découvertes.

1814. Traité des pierres précieuses.
1814. Conduite des ministres envers moi.
1815. Origine des globes de feu.
1815. Nature du gaz électrifiable.
1815. Opuscules de physique.
1815. Formation de l'air.
1816. Vérités physiques.
1816. Formation de la terre végétale.
1816. Probabilités physiques.
1816. Opuscules historiques et physiques.
1816. Description de mon cabinet d'objets d'arts.
    1 vol. in-8.
1817. Mémoires historiques.
1817. Précis des Mémoires sur l'eau de mer.
1817. Analyse de l'eau de mer.
1817. Expériences sur la non-innocuité de l'eau
    de mer.
1817. Propriétés de l'eau de mer.
1817. De la destruction des animaux.
1817. Fondation de l'école des mines.
1817. Formation des monts ignivomes.
1818. Formation du sel marin.
1818. Opuscules chimiques.
1818. Pétition au ministre de l'intérieur.
1819. Énumération de mes découvertes.
1819. Mélanges historiques.
1820. Notice biographique.
1820. Supplément à la Notice biographique.

1820. Analyse du lait de vache.

1821. Lettre à M. Ferguson.

1821. Moyen de compenser le tort que l'on m'a fait.

1821. Propriétés du tabac. Analyse de la poudrette. Théorie de la vitrification.

1821. Effets de la foudre.

1821. Élucubrations.

1821. Causes de l'insalubrité de l'eau de mer.

1822. Probabilités physiques.

1822. *Idem* de l'intermittence de l'électroscope.

1822. Époque de la création de l'école royale des mines.

1822. Annotations de B. G. Sage sur les personnages qui l'ont dépouillé de sa fortune.

1822. Analyse comparée de la marcassite.
Origine du ver blanc nommé asticot.

1823. Théorie de la vitalité.
Décomposition de la dépouille mortelle de l'homme.
Itératives annotations.

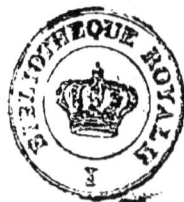

FIN.